医療現場のプロが教える

世界一わかりやすい入院の教科書

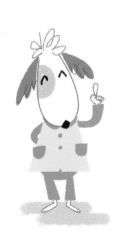

編著　曷川 元

飯田 祥

この本を手に取った
あなたへ

新型コロナウイルスが猛威を振るい、新しい時代となりました。

著名人も罹患したことで、いつ、誰が病気になり、入院してもおかしくないという事実を突きつけられ、多くの方が、病気の恐ろしさ、健康の尊さを再認識したと思います。

「入院」は多くの方にとって大きなイベントです。

「自分が入院する予定がある」、「家族・親戚が入院した」、「身体の健康に不安がある」、そのような方が恐らく興味を持ち、本を開いてくださったと思います。

私たちは入院患者さんを長年みてきましたが、十分準備して入院する方はほとんどいません。入院してみて、「治療が想像以上に辛かった」、「入院生活が苦痛だった」、「想像以上にお金がかかって驚いた」など、初めて気が付くことが多いのが現状です。

このような逆風への対策として、「レジリエンス」という言葉が注目されています。

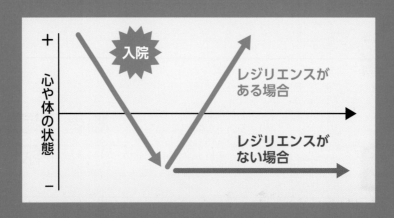

レジリエンスとは、直訳すると反発性や弾力性という意味ですが、外的な衝撃に対して、折れることなく立ち直る力のことを表わしています。

入院というストレスに対して、レジリエンスがある場合は回復して元の生活に戻ることができますが、レジリエンスがない場合はそのまま寝たきりということもあり得るのです。

このレジリエンス力は、ただの気合いではありません。正しく備えることで誰でも鍛えることができるのです。レジリエンスを鍛えるには、入院というストレスを知ることが近道です。

入院のストレスとは、病気やケガはもちろんですが、それ以外にもお金のこと、入院という環境のこと、病院スタッフとの人間関係など多岐にわたります。

本書は9つのレッスンで構成されています。様々な入院にまつわる話題について、一つ一つまとめています。始めから順番に読んでいただいても良いですが、興味のある項目を見開きで見ることができるように、各単元について2ページずつにまとめています。

これらの情報は、インターネットの記事などでもよく目にしますが、出典が曖昧で、不正確な情報も少なくありません。本書は全て国家資格を持った医療従事者が執筆しています。執筆者自身が、もし自分の家族が入院することになったら、「最低限これだけは知っておいて欲しい」という気持ちで書きました。

皆さまやそのご家族の入院によるストレスが軽減し、その回復に役立つことを願っています。

寝たきり予防協会　葛川　元

飯田　祥

入院対応力診断 やってみましょう！

寝たきりによる身体への影響 ⇨ 8 ページ

Q1 寝たきりになると立てなくなる理由は？

- Ⓐ 眠ってしまうから
- Ⓑ 重力の影響を受けないから
- Ⓒ 立ち方を忘れてしまうから

正解Ⓑ 寝ている姿勢は無重力に近い環境です。

寝たきりによる筋力の問題 ⇨ 18 ページ

Q2 高齢者の筋力低下は何が問題か？

- Ⓐ 回復しづらい
- Ⓑ 急激に筋力が低下する
- Ⓒ 異性にモテない

正解Ⓐ 若年者に比べて、リハビリしても簡単に戻りません。

入院中にまず考えるべきこと ⇨ 34 ページ

Q3 病気になって入院したら、まず考えるべきことは？

- Ⓐ 医療スタッフの指示があるまで安静第一
- Ⓑ できるだけ早く離床する
- Ⓒ オヤツの持ち込みが OK か確認する

正解Ⓑ 離床は廃用症候群を予防する最良の対策です。

入院リスクを減らす対策 ⇨ 46 ページ

Q4 生活習慣病が重症化しやすい人の特徴とは？

- Ⓐ 肥満がある
- Ⓑ 話が長い
- Ⓒ アルコールを飲む

正解Ⓐ 肥満は複数の病気を発症して重症化しやすくなります。

入院が要注意な血液検査については ⇨ 64 ページ

Q5 入院をして腎臓の治療が必要な検査データの値とは？

- Ⓐ タウリン 2000mg 配合
- Ⓑ ヘパリーゼ 150cc 以下
- Ⓒ 血清クレアチニン 5mg/dL 以上

正解Ⓒ 血清クレアチニンは血液の老廃物であり、上昇した場合は腎機能障害を疑う。

病気の前兆を見抜く ⇨ 72 ページ

Q6 脈が速くなる（頻脈）の原因とは？

- Ⓐ 心不全
- Ⓑ 不整脈
- Ⓒ むくみ

正解Ⓑ 頻脈の多くは不整脈が原因です。

入院生活を快適に送るコツ ⇨ 98 ページ

Q7 点滴針の種類。動く時に注意が必要なのはどれ？

- Ⓐ 柔らかい針
- Ⓑ カラフルな針
- Ⓒ 金属針

正解Ⓒ 金属針は短時間で抜去され、その後に動くことが多いです。

退院後に備えるポイント ⇨ 114 ページ

Q8 退院後に活用できる介護保険で受けられるサービスとは？

- Ⓐ 訪問看護・訪問リハビリ
- Ⓑ 車椅子・介護ベッドのレンタル
- Ⓒ 手すりやスロープなどの小規模な住宅改修

正解すべて 介護度に応じて様々なサービスを受けることができます。

医療現場のプロが教える
世界一わかりやすい入院の教科書

謝　辞

　この本の制作にあたり、多大なるご理解とご協力をいただきました、執筆者・写真撮影のモデルの皆様に感謝申し上げます。また、細かい要望に応え、可愛いイラストのデザインとレイアウトをしてくださった、原裕子様、小松礼様、日本印刷株式会社の皆様、出版の主旨に賛同いただきクラウドファンディングにてご支援くださった皆様に心よりお礼申し上げます。最後に、一般の方の入院による寝たきりを予防し、離床コンセプトの啓発を願ってお力添えいただいた全ての方々に深謝いたします。

・・・・・・・・・・・ **執筆者一覧（五十音順）** ・・・・・・・・・・・

編著
　葛川　元　　　寝たきり予防協会
　飯田　祥　　　寝たきり予防協会

著者
　赤崎　照美　　飯塚市立病院
　奥島　悠大　　井野口病院
　音地　亮　　　北九州市立医療センター
　唐澤　卓馬　　伊那中央病院
　木下　正太　　高島市民病院
　坂田　智司　　岩国医療センター
　櫻木　聡　　　名古屋医療センター
　谷　　崇史　　石巻赤十字病院
　鶴　　良太　　イムス葛飾ハートセンター
　中屋　賢　　　大崎市民病院岩出山分院
　花澤　学　　　成田赤十字病院
　高毛禮　敏行　熊本赤十字病院
　原田　真二　　大和成和病院
　丸山　英樹　　よこすか浦賀病院
　光武　泰裕　　JCHO諫早総合病院
　實　　結樹　　リハビリセンター Reha fit
　森川　明　　　第二東和会病院

Introduction
イントロダクション

いざ入院すると慌てる
―寝ていなければいけないの？
何を聞けばいい？お金は？

　私は長年病院で入院患者さんをみてきました。医療従事者にとって病院は日常ですが、一般の多くの方にとっては、入院して病院で過ごすことは、人生で何度も経験することではありません。

　いざ入院すると、あらゆる不安がその人に襲い掛かります。「いつまで入院する必要があるのか」「治療費はいくらかかるのだろうか」「仕事には戻れるのだろうか」「家に戻れず施設に入れられてしまうのでは」「このまま寝たきりになったらどうしよう」など、一人でベッドにいると、次々と悪いイメージが沸いてきます。

　がんの治療や心臓カテーテルによる予防手術など、予定手術を除き、脳卒中や心筋梗塞、骨折など、多くの入院は"突然"やってきます。

　突然入院したときに、少しでも不安を減らすに対策は、
　「１．入院しないよう徹底して病気に備えること」
　「２．いざ入院しても困らない知識を備えること」
　この二本立てです。

　本書ではこの対策が一通りわかるよう、医療のプロの視点から解説していきます。

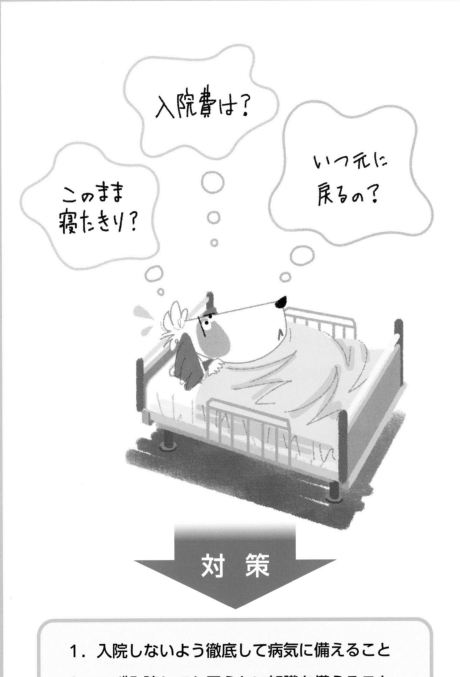

対　策

1．入院しないよう徹底して病気に備えること

2．いざ入院しても困らない知識を備えること

今、医療現場で起きている驚きの悲劇とは

入院して治療を受ければ、多くの場合は良くなって元の生活に戻ることができますが、残念ながらそのようにならないケースを現場では経験します。

入院をして手術や治療を受けると、必ずといって良いほど体力は低下します。若い人でも、元の体力に戻れるようになるには、かなり気をつけてリハビリをしなければならず、高齢者では、入院による体力低下は、より深刻です。

実際に、入院前は何とか歩くことができていた人が、入院をきっかけに寝たきりになってしまうこともあります。厳しい言い方ですが、医療は病気やケガの治療はしてくれますが、生活の保障まではしてくれないのです。

医療現場で起きている悲劇とは

入院して治療を受けたにも関わらず、体力が低下して、
元の生活に戻れなくなる方

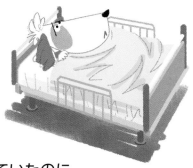

入院前は歩けていたのに、
車椅子になった方

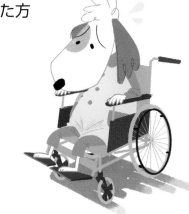

自宅には帰れず、施設に入ることになった方

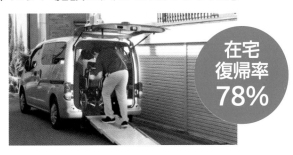

在宅
復帰率
78%

「病気＝安静」という思い込み
必要以上の安静で、歩くことさえ出来なくなってしまう

宇宙飛行士が
トレーニングする理由

宇宙飛行士の人たちが、マシンなどを使って鍛えている姿をよく見かけます。なぜ、そんなに鍛えているのかというと、重力のない環境でも、しっかり身体を使い、全身の各器官が弱らないようにしているのです。こうした運動をすることで、地球に帰ってきても、普通どおりの生活が送れるのです。

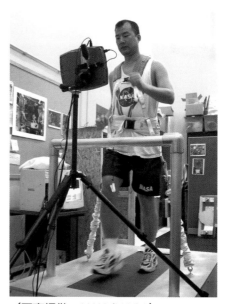

（写真提供　JAXA/NASA）

Lesson
1

....

ベッドの上は宇宙と同じ？
寝たきりがもたらす
身体への影響

1 そもそも、寝たきりは なぜいけないの？

　病気になって入院したら、看護師さんに言われることがあります。どのようなことを言われると思いますか？「病気なので安静にしていてください」という言葉を想像したかもしれません。しかし、現実は違います。「なるべく起き上がって普通どおりに生活してください」と言われるのです。ひと昔前までは、「病気をしたら安静に」と教わっていたので、意外な気がしますよね。実は、寝てばかりいると、どんどん身体が弱ってしまうため、今ではどんな病院に入っても、必要以上に横にならないよう、指導されます。

　では、なぜずっと横になっていると、身体が弱ってしまうのでしょうか。その秘密は重力にあります。皆さんは、屈強な宇宙飛行士が、宇宙から地球に返ってくると、立ち上がれないことをご存知でしょうか。宇宙へ行くと、重力がほとんどないため、楽に活動することができます。一度楽をした身体は、なかなかもとに戻りません。重力のない生活に慣れてしまうと、地球に戻ってきた時に重力に逆らうことができず、フラフラと倒れてしまうのです。この現象は、病気で臥床している患者さんにも起こっています。ベッド上での生活は、頭を上げて重力に逆らうことをしないため、宇宙と同様に身体がどんどん弱っていってしまいます。

❗ ベッド上の生活は、宇宙と同様、無重力環境

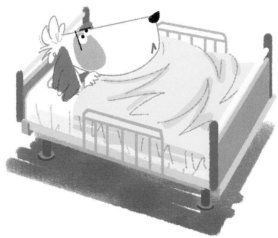

＝

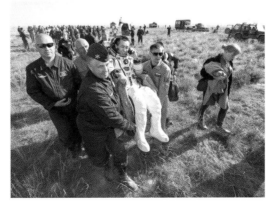

宇宙の長期滞在から
帰還直後の宇宙飛行士
（写真提供　NASA/JAXA）

2 寝たきりによって起こる "廃用症候群"とは

　臥床状態が続くことで起こる身体機能の低下は、様々な器官で発生します。例えば筋力は衰え、立ちくらみが出現し、足には血栓ができてしまいます。これらの身体機能の低下による症状を総称して、廃用症候群と呼びます。寝たきりは、全身に悪い影響を及ぼすのです。

　廃用症候群は、ごく短い期間でも発生します。10日ほどの寝たきりで、足の筋力が10%低下したという報告や、20日間の寝たきりで精神的にうつ傾向が強くなるという報告など、数々の研究論文で廃用症候群の発生が示されています。また、病院では、手術や治療による、麻酔・薬の影響も加わり、たった1日で呼吸障害になったり、手足に力が入らなくなる筋力障害になったりすることもあります。寝たきりという環境は、非生理的な環境であり、なるべく避けたほうが良いということがわかります。

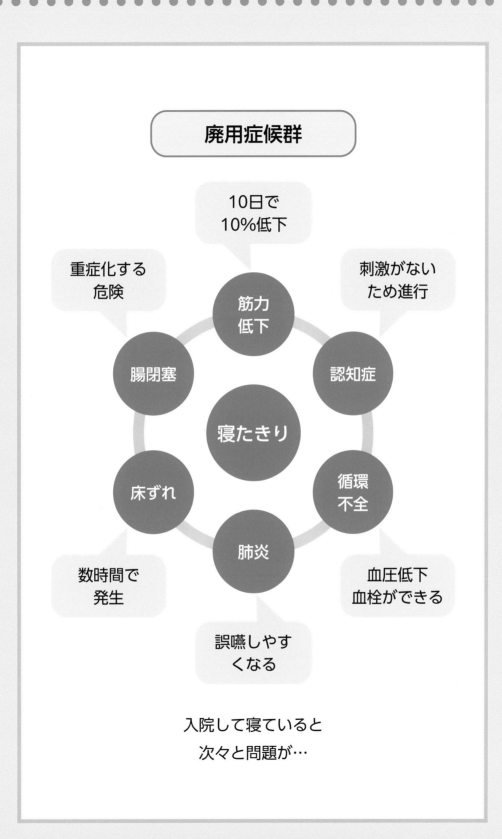

廃用症候群

10日で
10%低下

刺激がない
ため進行

重症化する
危険

筋力
低下

認知症

腸閉塞

寝たきり

循環
不全

床ずれ

肺炎

数時間で
発生

血圧低下
血栓ができる

誤嚥しやす
くなる

入院して寝ていると
次々と問題が…

3 肺炎の8割を占める 誤嚥性肺炎は 寝たきりによって起こる

どのような姿勢が一番肺炎になりやすいと思いますか？

　ずばり、仰向けが一番悪い姿勢になります。人間は、胸とお腹の間にある、横隔膜※を使って呼吸しています。普段、座ったり、立ったりして生活している時には、普通に横隔膜が働くことができますが、仰向けになると問題が発生します。お腹にある、腸や肝臓といった重い臓器が、仰向けになると頭のほうに移動し、横隔膜を圧迫してしまうのです（図）。その結果、背中側の肺に空気が入りにくくなり、肺炎が発生してしまうのです。

　人間は仰向けに寝ると、喉の構造上、少しずつ貯まった唾液が気管に入ってしまいます。若いうちはその量が少なく済みますが、歳をとり、喉の筋肉の機能が衰えてくると、誤嚥する量が増えてきます。唾液は口の中の汚い細菌を含んでいるため、肺に入ると菌が繁殖し、肺炎になってしまうのです。

> **用語の解説** 【横隔膜】
> 息を吸う力の7割を担っている、呼吸するための筋肉。肺と腸を分けるように、ドーム型に広がっていることから、筋肉でありながら「膜」という名前がついている。牛の焼肉の部位に例えると「ハラミ」にあたる。

❗ 仰向けが呼吸に悪い2つの理由

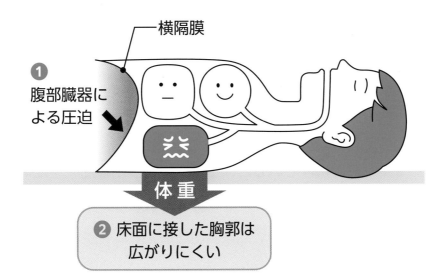

横隔膜

❶ 腹部臓器による圧迫

体重

❷ 床面に接した胸郭は広がりにくい

❶ 腹部臓器（肝臓や腸など）による横隔膜の圧迫
❷ 背中が自分の体重につぶされて肺が広がらない

肺の背中側に肺炎や無気肺が発生

4 寝たきりによって起こる立ちくらみ「起立性低血圧」とは

　寝た姿勢から急に立ち上がると、約700mLの血液が一気に足に下がります。すると脳にいく血流が不足し、脳が働かなくなりボーっとしたり、最悪の場合は失神します。これを「起立性低血圧」と呼びます。

　寝たきりを長く続けていると、上半身に血液が移動するため、尿が増えて脱水※の状態になります。脱水の状態では、脳の血流が不足しやすくなるため、より起立性低血圧を起こしやすくなるため注意が必要です。

　対策は、寝たきりの時間を減らすことと、水分をしっかり摂ることです。

※脱水 ➡ P60 参照

! 寝たきりによる起立性低血圧

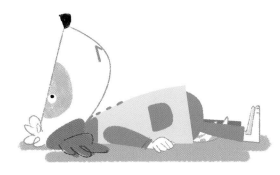

寝ている状態から急に起き上がると

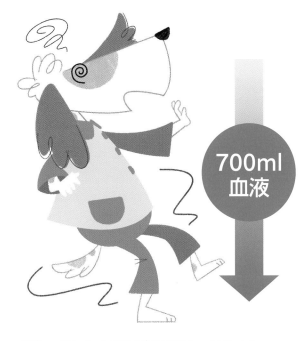

700ml
血液

脳へ行く血流が不足して失神

起立性低血圧

5 寝たきりと骨の関係
～寝ているだけで骨がスカスカになる～

寝たきりは骨をもろくします。それはなぜでしょうか？

私たちの骨は、常に破壊と再生を繰り返しています。破壊と再生のバランスが崩れると、骨がもろくなり、骨粗鬆（そしょう）症になります。

破壊と再生のバランスを維持するのには、「荷重」といって、骨に重力（体重による負荷）をかけることが重要です。寝たきり状態では、骨に大切な「荷重」がかからないため、尿へのカルシウム排泄量が増え、骨形成（再生）低下が進行します。

30～60歳の実験※で、1カ月で約2%も骨量が減少したという報告もあります。

入院しても、できる限り起きあがり、「荷重」を意識することが大切です。

※大島博. 長期臥床と宇宙飛行の骨量減少リスクの予防. SATテクノロジー・ショーケース2014. 107-108.

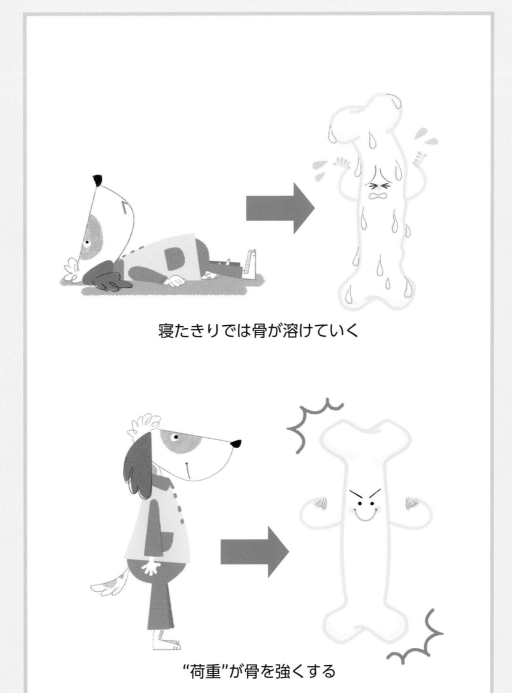

寝たきりでは骨が溶けていく

"荷重"が骨を強くする

ズバリ3日寝ていると5%筋力低下する
寝たきりと筋萎縮の関係

入院しているとミルミル足が細くなって、**筋力が弱くなっていき**ます。具体的にどのくらい弱くなるのでしょうか？

健常男性10名を対象とした1週間の寝たきり研究では、太ももの筋肉が5%減少したと報告しています※。

さらに、**一度落ちた筋力は、**若年者ではリハビリにより回復しますが、高齢者ではなかなか回復しにくいことも指摘されています。

その理由は、高齢者では筋肉を作るためのタンパク質の合成能力が低下するため、**トレーニングや栄養摂取に対する反応が鈍くなり**ます。実際に14日間リハビリをしても、筋肉の量が改善しないという研究も報告されています（右図）。

筋力は、「落ちる前に対策を打つ」ことが大切です。

※Müller EA：Influence of training and of inactivity on muscle strength. Arch Phys Med Rehabil 1970；51：449.462.

！ 数日寝ているだけで筋量が減少
一度失った筋肉は簡単には戻らない！

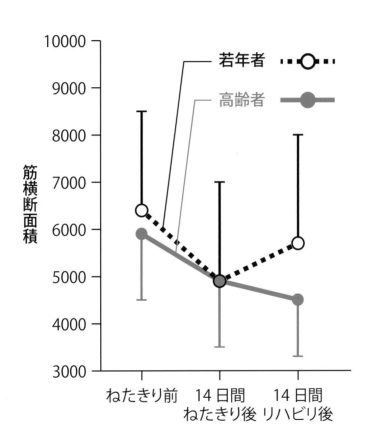

7 寝たきりと褥瘡（床ずれ）の関係
～皮フは悲鳴をあげている～

　　褥瘡（じょくそう）は床ずれとも呼ばれており、寝たきりで局所が圧迫されることにより発生します。皮膚が赤くなり、ひどくなると骨の深さまで傷が達することがあり、放置すると、とても怖いものです。

　　トマトが傷んでしまったのを見た経験があると思います。褥瘡が発生する原因も似ています。褥瘡が起こる二つの原因とは、「圧」と「ズレ」です。トマトも傷んでくるのは表から見えない、下になっている部分からです。人間の皮膚や組織も同様に、圧迫に弱いのです。

　　「圧」は、寝たきりによって、持続的に「圧」がかかることです。仰向けで寝ていた場合、骨突出部（骨が出っ張っている所）に、特に圧が集中して、褥瘡が起こりやすいです。

　　「ズレ」は、ベッドの頭を起こしている際に、身体がベッドの下に滑り落ちるときに、腰や踵の皮膚がズレることです。そのズレにより皮膚がむけて傷になることがあります。

！褥瘡（床ずれ）ができる2つの原因

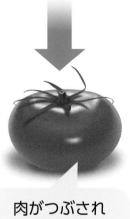

肉がつぶされ
損傷する

皮がむける

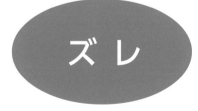

圧 迫

ズ レ

トマトが傷むのと似ている！

8 なぜ寝ているだけで認知症になるのか

　寝たきりが認知症を引き起こす原因は、認知症の原因となるアミロイドβ（ベータ）が溜まりやすくなるからです。　アミロイドβとは、認知症の原因で最も多い、アルツハイマー型認知症の原因と言われる異常なタンパク質です。

　アミロイドβは、運動により筋肉を使うと分解されやすく、また、しっかりと睡眠をとることで排出されます。つまり寝たきりにより、筋肉を使わず、夜間睡眠が十分取れない状態では、アミロイドβが分解・排出されず、身体に蓄積してしまうのです。

　認知症の原因は様々ですが、最も多いのはアルツハイマー型で、認知症全体の約6割と言われています。その他、脳血管性認知症や、レビー小体型認知症があります。

! 認知症の原因

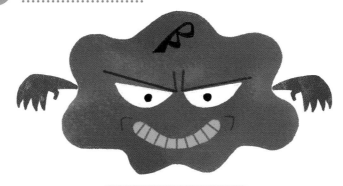

アミロイドβ

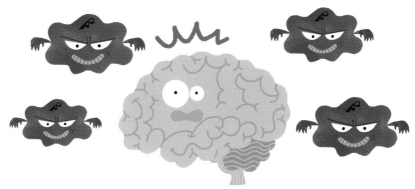

寝たきりで筋肉を使わない、夜間の睡眠が不十分

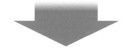

アミロイドβが増える

9 寝たきりだとなぜ血が固まるの？ 「深部静脈血栓症」が怖い理由

　長い時間飛行機に乗る人や、災害時に狭い避難所で生活する人に多いのが、エコノミークラス症候群と呼ばれる、深部静脈血栓症(Deep Vein Thrombosis：以下DVT)です。

　DVTは寝たきりの患者さんにも発症します。限られた狭い空間に長時間いることで下肢の血流が滞ってしまい、血が固まって血管を塞いでしまうのです。入院生活は、狭かったり動ける環境になかったりという点で、避難所での生活とよく似ています。

　このDVTの血栓がはがれて肺に飛ぶと、肺塞栓症となり命を落とす危険もあるため注意が必要です。肺塞栓症とは、肺の血管に血栓が詰まり胸の痛みや呼吸困難などを生じ、場合によっては死に至る病気です。肺塞栓症による致死率は約30%をいわれ、非常に高いことが報告されています。

　DVTにならないためには、入院中のベッドの上でも、できる限り動くことが大切です。身体を起こして離床※すること、足首を上下にパタパタ動かすことなどが、予防に有効な運動です。

※離床 → P30 参照

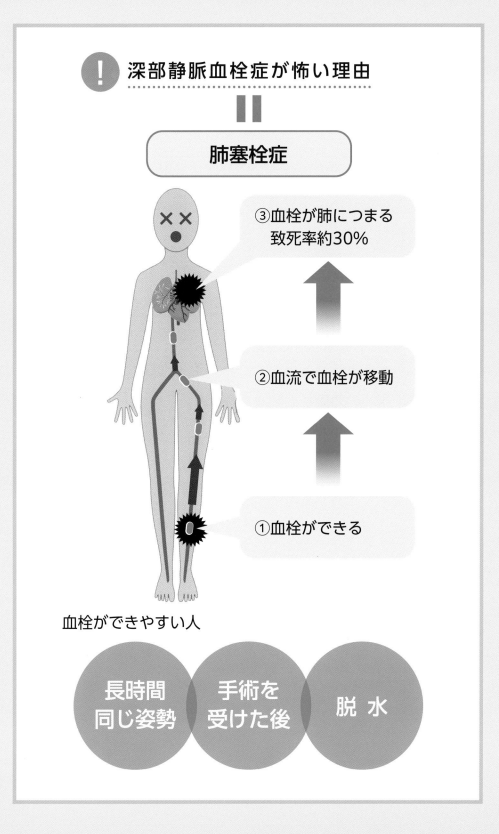

10 寝たきりによる便秘を放って おいてはいけない理由

　寝たきりによる排泄のもう一つの問題に"便秘"があります。寝たきりでは、腸の動きが低下することから、便秘になりやすいことが知られています。

　また、トイレに行けず、ベッド上で排泄するようになると、寝たままの姿勢ではお腹に力が入らず、さらに便秘は悪化します。便秘が長期間に及ぶと腸閉塞に進行し、腹痛や発熱など苦痛を伴うことになるため、早めの対応が必要となります。

　腸閉塞になると、口から腸まで管を入れたり、食事を一切取ることができなくなったり（絶食）など、苦しい治療を要するため、予防することが一番です。

　便秘の予防は、入院してもなるべく起きて動くこと、水分を十分とること、できるだけトイレで排泄するようにすることが有効です。

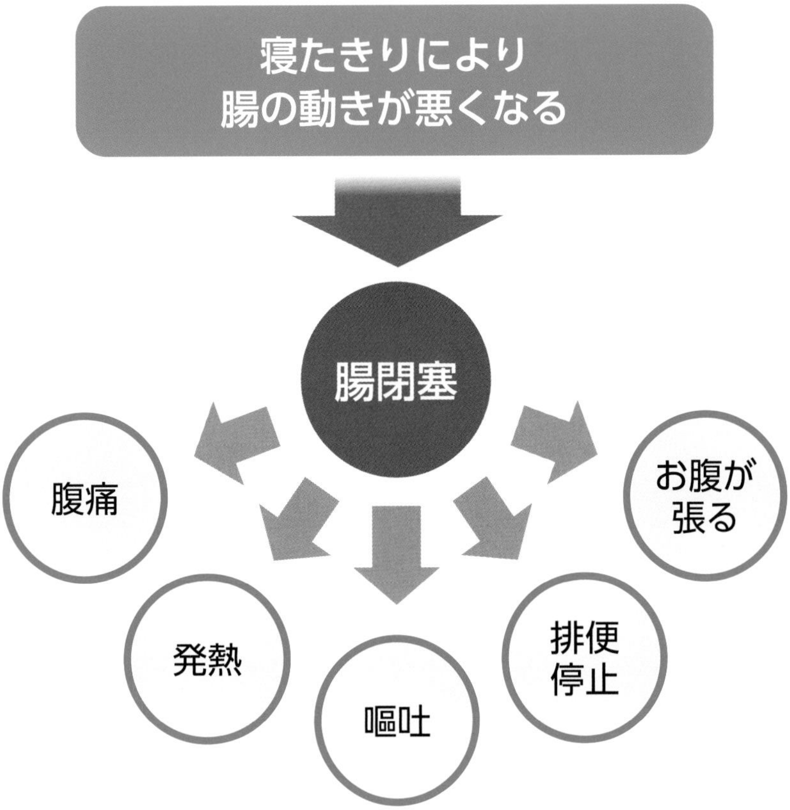

寝たきりにより
腸の動きが悪くなる
腸閉塞
腹痛
発熱
嘔吐
排便
停止
お腹が
張る

やってみよう!

便秘予防体操と
"の"の字マッサージ

　ベッドの上でも簡単にできる、便秘に効く体操とマッサージを紹介します。実践してみましょう。

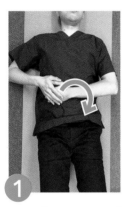

①

のの字マッサージ
大腸の走行に沿うように、右わき腹から「の」の字を描くようにお腹をマッサージします。

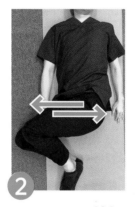

②

腰をひねる体操
両膝を立てて、ゆっくり左右に10回ずつ倒しましょう。

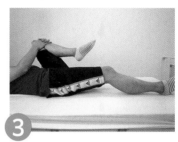

③

脚を曲げる体操
片脚ずつ膝をかかえるように脚を曲げ、10秒ほど保持します。左右交互に10回ずつ行います。

※痛みがある場合や、体調が優れないときは無理に行わず、医療機関に相談してください。

Lesson
2

····························

これからの新常識
"離床"

11 寝たきりを予防する「離床」とは

　日本には「安静第一」という言葉がありますが、安静にして寝たきりでいると、肺炎や血栓などの廃用症候群が発生することを、これまで述べてきました。この廃用症候群は“寝たきり”が原因ですから、それを避けるために、「起きて、活動すること」で予防できるのです。

　この起きて、活動することを、「離床（りしょう）」と呼びます。離床とは、文字通り「床」から「離れる」の意で、ベッドから起きて、座ったり、歩いたりすることを指します。日本離床学会では、離床を「手術や疾病の罹患※によっておこる臥床状態から、できるだけ早期に座位・立位・歩行を行い、日常生活動作の自立に導く一連のコンセプト」と定義づけています。寝たきりによって起こる廃用症候群を予防する、最良の対策です。

※罹患　病気にかかること。

❗ 離床とは

万が一、病気やケガをしたとき

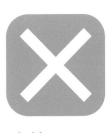

**安静にして
寝ている**

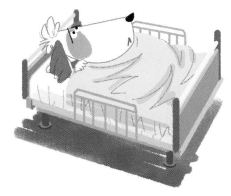

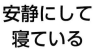

**なるべく起きて
活動する**

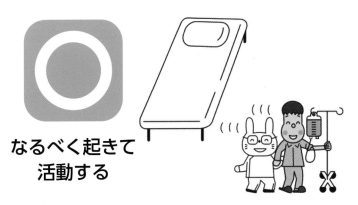

12 離床のキーマン 「ワッサーマンの歯車」

　1967年に生理学者のK.Wassermanが示した「ワッサーマンの歯車」※と呼ばれるものがあります。

　この歯車は、「人間がなぜ呼吸する必要があるのか」を、よく示しています。口から取り込まれた酸素は呼吸の歯車によって、肺に取り込まれます。

　取り込まれた酸素は、身体の循環の歯車によって全身に運ばれ、組織へと供給されます。

　人間は脳や心臓といった臓器を動かすのに酸素を使っています。活動の原動力ともいうべき、酸素をこのワッサーマンの歯車で運んでいるのです。

　寝たきりによって様々な臓器に障害が起こる理由は、筋が使われなくなることから、この歯車が回らなくなるためです。反対に、離床して活動することは、これらの歯車一つ一つをしっかり回して、元気な状態を保つことにつながるのです。

※Wasserman K et al: Interaction of physiological mechanisms during exercise, J Apple Psysiol.22：71-85, 1967.

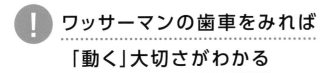

！ ワッサーマンの歯車をみれば「動く」大切さがわかる

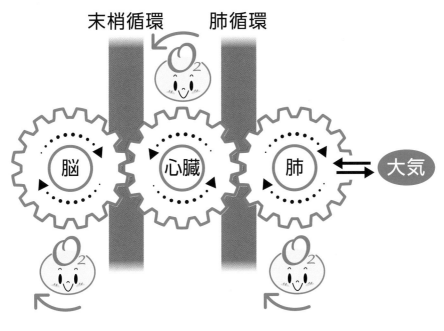

末梢循環　　肺循環

脳　　心臓　　肺　⇄　大気

離床により歯車を回すことが
元気を保つ秘訣

13 病気やケガをしても、自ら "起きる"意思をもつことが重要

　「起きることが大切」と、言葉でいうことは簡単ですが、実際に病気やケガをすれば、発熱や痛み、薬の影響によるだるさなど、様々な症状が出現するため、起きるのがイヤになってしまいます。

　そのような状況でも「起きる」ためには、相当な強い意思が必要です。

　強い意思とは、ただの気合いや根性ということではなく、寝たきりによって起こる廃用症候群のことや、それを予防するために、起きて活動することが、科学的に効果が認められているという、正しい知識に基づいた意思ということです。

　正しい知識を持っていれば、多少苦しくても、動かなければならない気持ちが湧いてくることでしょう。

　もちろん私たち医療スタッフも、最大限皆さんをバックアップします。

だるさ

痛み

寝たきり

発熱

めまい

"起きなければ"という強い意思が大切
意思を持つために「知識」が必要

14 離床に関わる 医療スタッフと役割

　病院で働く医療スタッフは、医師や看護師だけではありません。そして、そのほとんどが国家試験をパスして免許を所得した専門家なのです。

　離床にも多くのスタッフが関わっています。
　医師は、患者さんの状態を管理して、離床の指示を出す現場監督の役割です。

　看護師は、24時間患者さんに寄り添い、身体の変化を観察しています。食事、着替え、トイレなど、生活の中で離床を促します。

　看護師以外に直接離床を行う機会が多いのは、リハビリテーションを行うスタッフです。理学療法士は、寝返り、立ち上げる、歩くなど基本的動作のリハビリを、作業療法士は、生活に必要な動作のリハビリを、言語聴覚士は、嚥下や言語のリハビリを専門としていて、それぞれがその中で離床を支援します。

　上記以外にも、臨床工学技士、管理栄養士、薬剤師、診療放射線技師、介護福祉士などが協力して、患者さんの離床をサポートします。

⚠ 離床をサポートするスタッフたち

医　師	作業療法士
すべての医療行為を掌ることで、決定した治療方針の舵取り役、監督の役割。	起きることで出来る様になる習慣や仕事、趣味などを援助して、状況に応じたその人の生活を築くように支援する。離床をすすめるプレイヤー兼コーチの役割。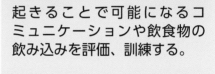

看護師	言語聴覚士
体の調子を確認し、状態確認をしながら、療養上の世話と診療の補助をする。実際の離床を援助する中心です。全体の調整役、多職種の動きを統率しながらも、自らも直接動くプレイングマネージャー、司令塔の役割。	起きることで可能になるコミュニケーションや飲食物の飲み込みを評価、訓練する。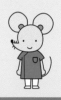

理学療法士	その他
動作の方法や、身体や精神のこと、離床を行うことの社会的メリット・デメリットついて熟知しており、離床を実際に行ったり、計画をする中心であることが多い。主導的に動きながら、環境整備や人員配置を指示して離床をすすめるプレイヤー兼コーチの役割。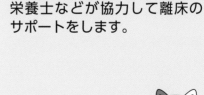	介護士、薬剤師、臨床工学技士、栄養士などが協力して離床のサポートをします。

多くの専門スタッフが離床を支援してくれる

15 離床の進め方

　離床は早く始めた方が効果的ですが、やみくもに歩けば良いというわけではありません。入院中の離床は右のイラストのように段階的に行い、起きる前や離床のレベルをステップアップする際には、必ず身体の状態を評価しながら、安全に実施していきます。

　最初は、まずはヘッドアップ（ベッドの背中を上げる）から行いましょう。頭を上げて、身体がタテになるように起きることが大切で、前記したワッサーマンの歯車を回すことにつながり、早い退院や合併症を減らす効果があるということが、多くの研究でも証明されているのです。

　ヘッドアップが問題なければ、座る、立つ、歩くというように、離床のレベルを上げていきます。できる限り、元の生活の状態に近い活動を目指すことが大切です。

　意識、呼吸や血圧、脈に異常が生じたときは、離床は中断して様子をみるようにします。

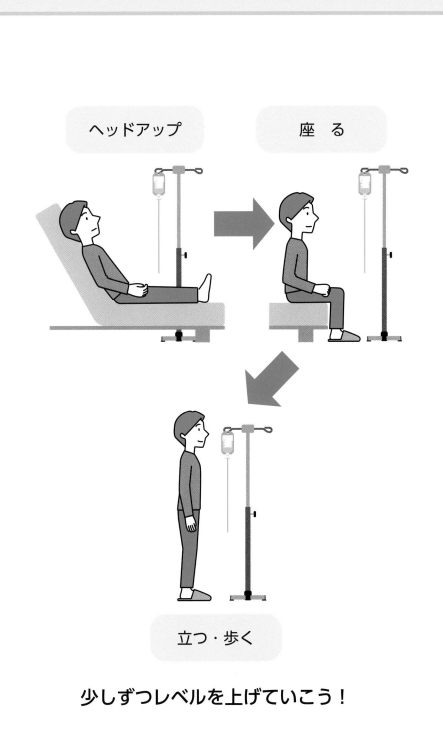

少しずつレベルを上げていこう！

16 離床するときに 確認すべきこと

　つらい症状があっても、「起きる意思」をもつことが大切と述べてきましたが、"無理"をすればせっかくの離床も逆効果になってしまいます。医療スタッフも表のような項目を確認していますが、自分の身体は自分が一番わかります。無理をしないように目安を知っておきましょう。

　例えば、痛みを我慢して動こうとする人がいますが、痛みを我慢する必要は全くありません。毎回痛みを我慢していると、「離床はつらいもの」という誤ったイメージをもってしまいます。痛みは薬によって少なくしてから動くべきです。また、38.0℃以上の高熱があるときは、身体が感染や手術後の炎症と戦っている時期なので、無理に動くと炎症を悪化させてしまう場合もあるので、医療スタッフに相談してください。

離床前のチェックポイント

体　温	38.0℃以上。	☐
脈拍数	50 回／分以下、 または 120 回／分以上。	☐
血　圧	収縮期血圧が 80mmHg 以下、 または 200mmHg 以上。	☐
痛　み	強い痛みを感じ、 身体を動かすのも大変。	☐
呼　吸	呼吸数が 40 回／分以上、 もしくは 10 回／分以下。	☐
麻　痺	麻痺がないのに麻痺が出現した。 もしくは麻痺の悪化が見られる。	☐
意　識	意識障害の進行が見られる。	☐

離床する前にこれをチェック

上記に一つでも当てはまる場合は、
無理に離床せず、医療スタッフに相談

17 離床はとても効果的
－がん・脳卒中・骨折・呼吸器・循環器疾患－

　病気やケガは様々ありますが、手術や治療を受け、一定期間動く機会が減ると、廃用症候群のリスクがあるのは共通の問題です。

　がんの患者さんでは、手術や化学療法で体力が著しく低下するため、治療の経過に合わせて離床することで、体力の維持に効果があります。

　脳卒中による麻痺や、骨折は、自由に動くことが難しくなり、寝たきりの原因となります。寝たきりによる合併症を防ぎ、麻痺や骨折の回復を促すリハビリをするためにも、まず起きることが大切です。

　呼吸器疾患では、離床をすることで、痰が出しやすくなる、息切れが改善する、酸素の補助が早く要らなくなるなどの効果が期待できます。

　循環器疾患では、適度に離床することで、心臓が元気になり、手術後の合併症を予防する効果も期待できます。心不全の方は、起きるほうが心臓への負担を減らし、助けることにもなります。

　基本的にはどのような病気でも、離床を目指すことは有効です。

! 各疾患における離床の効果

呼吸器疾患
息切れの改善

循環器疾患
心臓を助ける

脳卒中
リハビリの
第1歩

血栓を予防する方法

　血栓予防には運動が重要です。長時間座った状態でいると血栓が生じやすいので、下に示すような運動が効果的です。また、入院中であっても、寝たままでも足をよく動かすことが重要です。

足首の運動
（座位編）

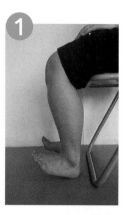 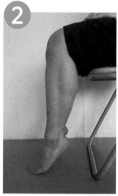

方法

❶足首からつま先をもち上げます。

❷つま先を下げ、かかとをもち上げます。

❶❷を交互に10回くり返す。

ふくらはぎ
セルフ
マッサージ
（座位編）

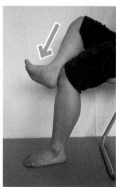 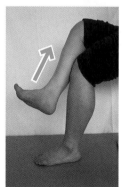

方法

※座位で膝に足首を当て、そのままこすり付ける様にふくらはぎ全体をマッサージします。

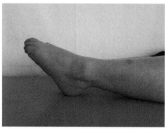 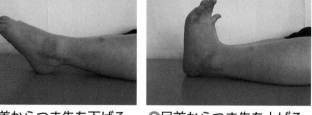

❶足首からつま先を下げる。　❷足首からつま先を上げる。

❶❷を交互に10回くり返す

足首の運動（臥位編）

Lesson
3

いま治療中の病気の
入院リスクを知ろう

Lesson
4

健診結果を読んで
検査データを理解しよう

18 入院のリスクを減らす対策

　最近の日本人の死因は「悪性新生物（がん）」「心疾患」「脳血管障害」、の順となっています。これらの病気で入院するリスクを減らすためにはどうしたら良いのでしょうか。

　ズバリ、生活習慣を見直し、早めに対策することが、入院のリスクを減らすための近道です。

　これらの病気になる原因は、脂質異常症、高血圧、糖尿病などの生活習慣病が大きく関わっています。生活習慣病があると、死につながる重大な病気を発症するリスクが2倍以上に上がることが知られています。

　生活習慣病は一つの病気でも悪いのですが、複数の病気があると、リスクは掛け算のように膨らみます。生活習慣病になる人の多くは"肥満"であり、複数の病気を発症することが多いのです。

　毎日コツコツ健やかな生活を心がけて、入院のリスクを減らしましょう。

**！ 日々の生活を見直せば
入院のリスクは下がる**

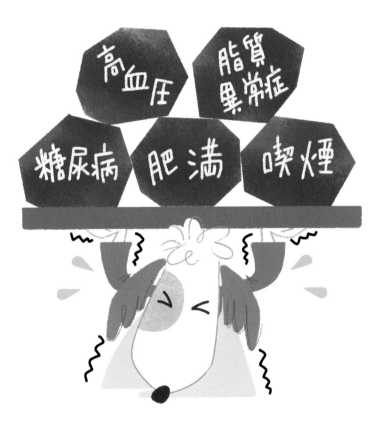

生活習慣病により血管がボロボロに

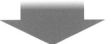

心疾患・脳卒中のリスクが倍増！

19 130でもアウト!?
今さら聞けない高血圧のハナシ

　血圧とは心臓から流れてきた血液が血管の内側から外側に向かって押す力のことです。また、神経や腎臓、内分泌系などの様々な器官が血圧の調整に関わっています。この血管を押す力が高い状態を「高血圧」といいます。

　高血圧になると、「心筋梗塞」、「狭心症」、「脳卒中」、「腎不全」、「閉塞性動脈硬化症」など重大な病気の発症リスクが高くなります。

　血圧は常に一定ではなく、ストレスなどの精神的緊張や急激な温度変化、アルコール摂取によっても変動します。また、動脈硬化により血管が硬くなることで、血管の弾力性が低下することでも血圧が高くなりやすいのです。

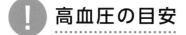 **高血圧の目安**

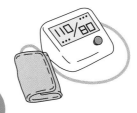

要注意

 収縮期（上の血圧）130 mmHg
拡張期（下の血圧）　85 mmHg

危　　険

 収縮期（上の血圧）140 mmHg
拡張期（下の血圧）　90 mmHg

20 知っておくべき 良い脂肪と悪い脂肪

　「中性脂肪が高い」といわれた読者の方、「脂質異常症」かもしれません。脂質異常症は、血液中の中性脂肪やコレステロールなどの脂質が異常な数値になっている状態をいいます。自覚症状が乏しい疾病ため、合併症を引き起こして初めて気づくことも多くあります。

　脂質異常症の状態が長く続くと、動脈硬化を引き起こします。動脈硬化については前に記載した通り、心筋梗塞や脳梗塞といった病気のリスクが倍増します。

　良い脂肪はHDLコレステロール、悪い脂肪はLDLコレステロールといいます。LDLコレステロールは血管に貼りつき、動脈硬化の原因となります。HDLコレステロールは、LDLコレステロールが血管に貼りつかないよう防ぐ役割をしています。

　つまりLDLコレステロールがたまっていると良くない状態です。
　LDLコレステロールが男性151mg/dL以上、女性164mg/dL以上では要注意です。

❗ LDLコレステロール過多による 心疾患のリスク

危険性が 約3倍

LDL コレステロール

男性：
151mg/dL 以上
女性：
164mg/dL 以上

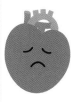

危険性が 約 2.5 倍

中性脂肪
150mg/dL 以上

LDLコレステロールが過剰

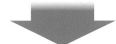

脳梗塞や心疾患の危険性が増加

21 糖尿病
～目・神経・腎臓を壊す"最恐"の病気～

　糖尿病は、体の中の糖分をコントロールすることができない病気です。血糖を下げるインスリンがうまく作用しないことで起こります。

　糖尿病では主に高血糖症状と低血糖症状が出現します。高血糖となると喉の渇きや多尿といった症状があらわれます。また、合併症を誘発してしまいます。

　糖尿病には3大合併症といわれる①糖尿病性神経症（しびれ）、②糖尿病性網膜症（目）、③糖尿病性腎症（腎）があります。その他の合併症としては脳卒中、壊疽※、心筋梗塞、認知症などもあります。

　糖尿病は、遺伝や加齢、肥満というリスクで大きく増加します。糖尿病を予防するためには、食事療法や運動療法が大切です。食事は野菜から食べる、3食規則正しく摂ることが基本です。運動はウォーキングなど軽い運動でも効果があり、継続することが重要です。

※壊疽　身体の組織の一部が死に機能しなくなること。

! 糖尿病の怖い3大合併症

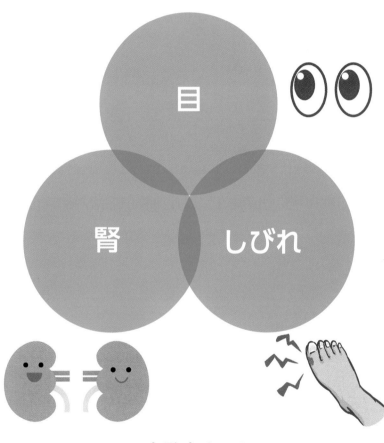

一度発症すると
治すのが難しい

22 アルコールだけじゃない！
飲酒しない人も気をつけるべき脂肪肝・肝硬変

　肝臓は「沈黙の臓器」と呼ばれています。肝臓は、多少障害されても症状が起こらないことからそのように呼ばれています。そのため、黄疸や腹水などの症状がみられて気づいた時には、かなり肝障害が進行していて驚く人が多くいます。血液検査や超音波により、初期の異常を見つけることが重要です。

　肝障害は、脂肪肝→肝炎→肝硬変→肝がんと進行していきます。原因は、主にアルコール摂取により肝臓に脂肪が過剰に溜まることです。予防策は、節酒を心がけること、運動や食事で肥満を解消することです。

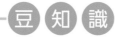

最近、お酒をあまり飲んでいないのに肝臓に脂肪がたまってしまう、非アルコール性の脂肪肝（NASH）が注目されています。
NASHは中年に多く、肥満や高血圧が原因といわれますが、アルコール性の肝障害と同様、重症化することがあるため注意が必要です。

❗ 肝障害の進行

放置すると

23 コワい貧血や心臓病の引き金 慢性腎不全

　腎臓は、1日に約150ℓもの血液をきれいキレイにし、尿として不要な物質を排泄する機能をもつ優れた臓器です。尿の生成以外にも、血液や骨を作る指令を出すことや、血圧の調節など大切な役割を果たしています。

　そんな優れた役割をもつ腎臓が破綻すると大変です。尿がうまく作れなくなると、身体に毒が溜まって、尿毒症という病気になります。そのほか、高血圧、貧血、骨が脆くなるなどの問題が生じます。腎機能が破綻した状態を"腎不全"と呼びます。

　腎不全は、初期であれば薬物療法、運動療法、食事療法でコントロールできますが、重症化すると人工透析療法が必要となり、治療が継続して必要となるため、身体的にも精神的にも大変な負担となります。

! 腎臓の大事な4つの機能

血圧調節

血液を
作る指令

尿を作る

骨を作る
手伝い

問題が起こると・・・

むくみ
尿毒症

高血圧

貧血

骨折の
リスク

24 立ちくらみがする・・・ そんなときにみる貧血のデータ

　貧血になると、酸素を運ぶヘモグロビンが少なくなるので、倦怠感、めまい、息切れ、など様々な症状が出現します。ヘモグロビンは、人が生きていくために必要なエネルギーの元となる酸素を、身体中に運ぶ役割を担っています。このような症状がある時は、ヘモグロビンとヘマトクリットをデータで確認しましょう。

　ヘマトクリットとは、血液の成分の中で赤血球がどのくらいの割合を占めているのかを表している指標です。

　ヘモグロビンが8.0g/dL以下になる場合には、身体中に酸素が足りないことを示しているので、無理な活動はやめて、貧血の原因検索と治療を優先させましょう。

　また、ヘマトクリットが少ない場合には、赤血球が少ないことを意味するので、貧血を疑う一つの指標になります。
　ヘマトクリットが、30%以下の場合には貧血を疑うので、ヘモグロビンと併せて確認して無理な活動はやめましょう。

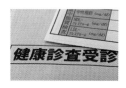

自分の検査値を見てみよう

❗ 貧血を知るための血液データ

ヘモグロビンの役割

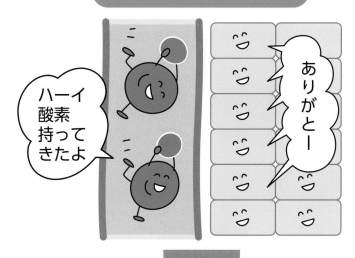

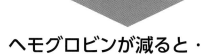

ヘモグロビンが減ると・・・

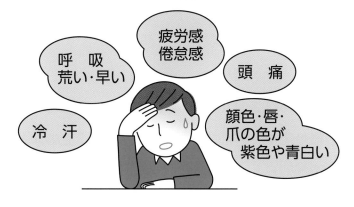

ヘモグロビン
8.0 g/dL以下 貧血を疑う

25 喉が渇いていなくても チェックすべき!脱水のデータ

脱水とは、身体の水分が不足している状態です。

脱水は身近な問題ですが、かなり進行しないと、明らかな身体の不調として現れないため、血液データで脱水の存在を見つけ、早めに対応することは重要です。

脱水の検査をするには、貧血の検査でもあるヘマトクリットのデータが使えます。貧血とは逆に、ヘマトクリットが55%以上に上昇している場合は、脱水を疑います。ヘマトクリットが高い状態とは、血液の血漿成分といって、サラサラした水分が少なくなっていることを表わすため、脱水状態を反映しています。

血液検査ではありませんが、尿量も重要な目安となります。成人であれば、最低でも1日に1,000mL（1L）以上の尿が出ます。脱水の際には尿を減らして、身体から水分が出ていかないように守る機能が働くため、これより尿量が減ります。

脱水を予防するには、こまめに水を飲む、食事をしっかり摂ることが大切です。

! 脱水の血液データ

ヘマトクリット
55％以上

尿量
1,000mL 以下

脱水を疑う

早めに水分補給
ふらつきなどの症状がある場合は受診が必要

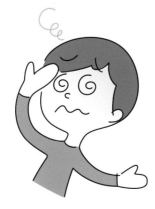

26 沈黙の臓器は検査値が大事 肝機能のデータ

　肝臓は、身体の中でも大きな臓器で、生きるために必要な栄養を貯える倉庫の役割をしています。他の臓器が栄養不足になると栄養を貸し出します。もう一つ重要な働きは解毒作用です。身体に悪い物質が入ってきた時、肝臓が化学反応をおこし、害のないものに変えています。

　肝機能障害を早期に発見できるのが、「AST・ALT」という検査値です。どちらも肝臓にある酵素です。この酵素は通常、肝臓の中に多く、血液中にはほとんど出てきません。しかし、肝臓の機能が悪くなると肝臓から血液に漏れ出てしまい数値が上がります。
　AST・ALTは100 IU/L以上だと要注意です。

　飲み過ぎの指標で用いられるのがγGTPです。γGTPは肝臓の解毒作用に関与している酵素で、肝臓もしくは胆道系に何らかの問題が生じた場合に、血液に漏れ出てしまいます。お酒の過度の摂取により肝臓がダメージを受けてしまい、γGTPが漏れ出てしまうことがあります。γGTPも100 IU/L以上だと要注意です。

　飲酒を減らすために、週あたりの飲酒量の目標を決めることも一つの方法です。

❗ 肝機能の血液データ

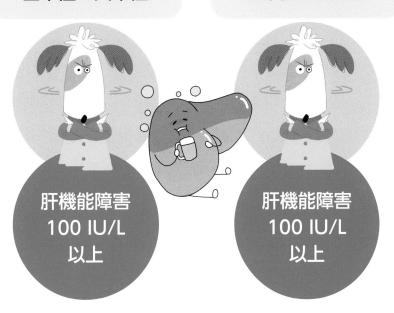

AST・ALT の 基準値と異常値	γ GTP の 基準値と異常値
肝機能障害 100 IU/L 以上	肝機能障害 100 IU/L 以上

AST・ALT－肝障害を早期に発見できる
γ GTP－アルコール摂取で上昇

27 薬を飲んでいる方は要チェック！腎機能のデータ

　降圧剤や痛み止めなど、薬の多くは腎臓で代謝されるため、腎臓に負荷をかけてしまいます。定期的に薬を服用している人は、血液データを確認しましょう。

　血中尿素窒素（BUN）とは、身体のタンパク質がエネルギーとして使われた後の老廃物です。通常は腎臓でろ過されて排泄される物質なので、血液中に増えすぎると、腎臓の異常を疑います。40mg/dL以上では通院を検討する目安となります。さらに進行して、60mg/dL以上では透析が必要となる場合もあります。

　血清クレアチニン（Cr）とは、筋肉を作るタンパク質が使われた後の老廃物です。血中尿素窒素同様、通常は腎臓でろ過され、尿として排泄される物質です。5mg/dL以上では、透析が必要となる場合もあります。

! 腎機能の検査項目　異常値

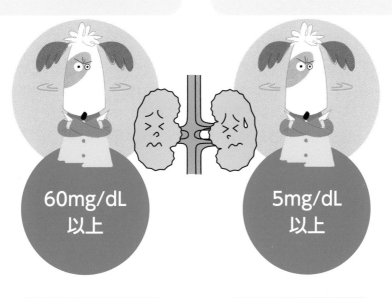

血中尿素窒素 （BUN）	血清クレアチニン （Cr）
60mg/dL 以上	5mg/dL 以上

血中尿素窒素・
クレアチニンが
高い
＝
悪いものが
出せない

1
2
3
4
5
6
7
8
9

入院に関するQ&A

実際に私たち医療者が、患者さんやご家族から受けた入院に関するQ&Aを紹介します。

Q 大腿骨頚部骨折で手術をしました。以前は一人で買い物に行ったり、趣味活動をしていましたが、無事に歩けるようになるでしょうか？

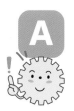

A 骨折前の日常生活が送れる確率は、骨折前、日常生活がどのくらい自立できていたか、年齢、認知症の有無などにより影響を受けるといわれています。

65歳以上で骨折前と同じくらい歩けるようになる方は67%といわれています。

大腿骨頚部骨折の手術後のリハビリは下肢の筋力が、歩行や立ったり座ったりする動作がどのくらい回復するかに影響を与えるので、段階的な歩行トレーニングに合わせて筋力強化を図る必要があります。また転倒により骨折した方の再発率は高いので、入院中のリハビリテーションは当然の事ながら重要ですが、退院した後も継続して自主トレーニングを行うことをお勧めします。

Lesson
5

·······················

その浮腫み・息切れ、実は危険かも?
病気の前兆を見抜くフィジカルアセスメント

Lesson
6

·······················

いま飲んでいるクスリ(薬)で
リスクがわかる

28 フィジカルアセスメントって何?

　フィジカルアセスメントの言葉の意味から説明しましょう。

　「フィジカル」とは「からだ」を、「アセスメント」は「評価」を示す言葉です。つまり、**身体所見を評価すること**を、**フィジカルアセスメント**というのです。

　医聖と呼ばれたヒポクラテスが、「医術においては五感以外に確実なものはない」といっているように、**フィジカルアセスメントは、昔の診察における生命線であった**といっても過言ではありません。

　どのような検査であっても、その結果がわかるのは5分後、遅ければ翌日になってしまいます。その点、**フィジカルアセスメントは"今"の状態を1秒の遅れもなくタイムリーに把握できる**、私たちの強力な味方なのです。

！ フィジカルアセスメントその心得とは

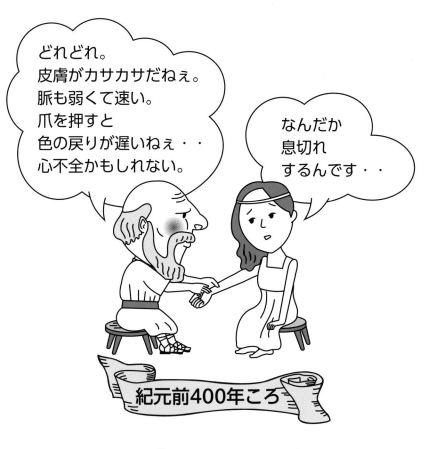

紀元前400年ころ

フィジカルアセスメント

＝

“今”の状態がタイムリーに把握できる

29 息切れする・・・ そんなときの呼吸のみかた

　離床（活動）をすると、安静の状態よりも酸素を消費する量が増えるため、息切れをして呼吸を苦しくなることがあります。息切れに加えて、「こんな所見は危ない！」と感じるポイントは二つです。

　一つは首まわりの筋肉の収縮です。呼吸補助筋と呼ばれています。近くにいる人の首周囲を観察してみてください。通常、筋肉の活動はないと思います。写真のように過度に収縮がみられる場合は、呼吸が悪い状態を疑います。

　二つ目は呼吸数です。通常成人の呼吸数は12～20回／分ですが、運動をしていないのに、25回／分を超える場合は、かなり呼吸が悪い状態です。胸部と腹部に手を当て、胸と腹部の上下動きを1分間数え、回数を数えます。

　この二つを確認して異常を見つけた場合は、肺炎やぜん息発作など呼吸疾患を疑うため、医療機関に相談しましょう。

! 呼吸のみかた

①首まわりの筋肉のみかた

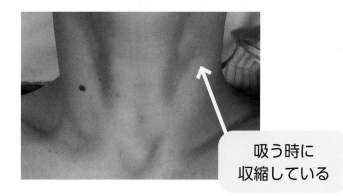

吸う時に
収縮している

②呼吸数の数え方

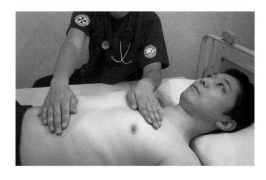

①に加えて、
25回/分を超えているようなら病院へ

30 足がむくんできた…
必ず確認すべき循環のみかた

　循環には、心臓・血管・血液が関わっていて、循環の問題に気づくきっかけとして、不整脈やむくみがあります。

　脈拍は数が重要です。正常であれば60〜100回／分の間です。60回／分以下を徐脈、100回／分以上を頻脈と呼びます。徐脈の原因の多くは、心臓を動かす電気に障害が起こる不整脈です。一方で、頻脈も不整脈が原因のことがありますが、発熱や貧血でも起こります。

　浮腫み（むくみ）は、循環に問題が起こった場合によくみられる症状です。浮腫みは循環障害以外でも起こりますが、循環に問題がある場合の浮腫みは、浮腫んでいる場所に圧迫を加えた時に、圧痕（凹んだ痕）が残り、10秒以上痕が消えずに残ります。

　今までに無かった脈の異常や、浮腫みを見つけた場合は、循環器に問題がある可能性があります。医療機関に相談することをお勧めします。

！ 循環のみかた

①脈をはかる

写真のように触れて脈の数をはかります

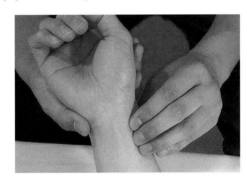

②浮腫み（むくみ）をみる

浮腫みのところを圧迫して、圧痕（凹んだ痕）が
消える時間を計測します。

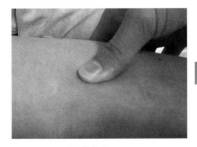

圧迫して

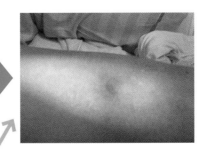

圧迫が10秒以上残る

> 循環器に問題がある
> 可能性あり。病院へ

31

これって脳の病気？
3点チェックでわかる脳卒中の前兆

脳卒中は寝たきりに直結する怖い病気です。

脳卒中の治療はスピードが命です。そのため、脳卒中の兆候を知り、いち早く異変を発見する必要があります。自分や周りの人が、その兆候に早く気づき、病院に行くことで、麻痺などの後遺症を最小限に食い止めることができます。

脳卒中の前兆として、下記の3つが有名で、海外では、「FAST」と呼ばれています。

FはFACEで「顔のゆがみ」、AはARMで「腕の脱力」、SはSPEECHで「言葉の障害」を指します。最後のTはTIMEです。これら3つのうち1つでも疑わしい症状があれば、時間をかけずにすぐに救急車を呼ぶ行動をという意味です。

少しでもおかしいと感じたら、迷わず医療機関を受診しましょう。

! 脳卒中を疑う三つの症状

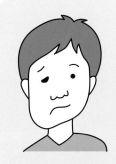

Face
顔面麻痺
の有無

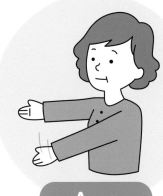

Arm
上肢の麻痺
の有無

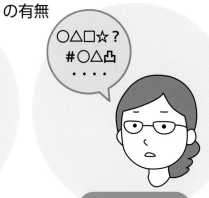

Speech
構音障害、
失語の有無

三つの症状のうち、
一つでも現れたら救急要請！

32 実は寝たきりの原因ナンバーワン 今すぐロコモチェック

　ロコモティブシンドロームとは、日本語では運動器症候群と呼び、通称「ロコモ」といわれています。日本整形外科学会が提唱した用語で、加齢に伴う筋力の低下や関節や脊椎の病気、骨粗しょう症などにより運動器の機能が衰えて、要介護や寝たきりとなること、またはそのリスクの高い状態を表す言葉です。

　日本整形外科学会では、①下肢筋力、②歩幅、③身体状態・生活状況の3項目の「ロコモ度テスト」よりロコモティブシンドロームの判定を行う臨床判断値を発表しています。

　ロコモ度テストで問題がある場合は、スクワットや片足立ちによるバランス練習など、早めに対策をすることで寝たきりを防ぐことができます。

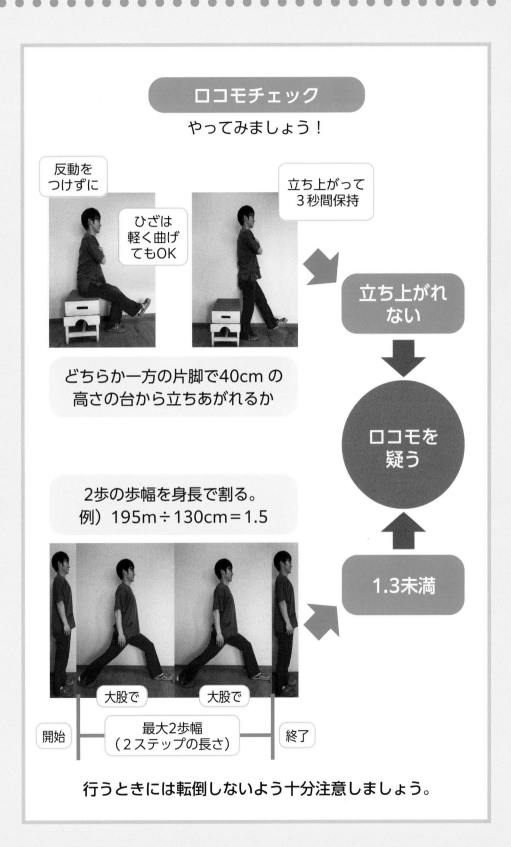

ロコモチェック

やってみましょう！

反動を
つけずに

ひざは
軽く曲げ
てもOK

立ち上がって
3秒間保持

立ち上がれ
ない

ロコモを
疑う

どちらか一方の片脚で40cmの
高さの台から立ちあがれるか

2歩の歩幅を身長で割る。
例）195m÷130cm＝1.5

1.3未満

大股で　　　　　　大股で

開始　　最大2歩幅
　　　（2ステップの長さ）　　終了

行うときには転倒しないよう十分注意しましょう。

33 クスリはどうやって血圧を下げるのか −降圧剤−

　降圧剤は3つの方法で血圧をさげています。薬によって血圧をさげる方法が違います。

① 血管の緊張をやわらげて血圧をさげる

② 心臓の働きをおさえて血圧をさげる

③ 水分（尿）の排泄を促すことで血圧をさげる降圧薬

　この３つの中で、よく用いられるのは、①の血管の緊張を和らげる種類の降圧剤です。高血圧や脳卒中の再発予防の治療に使用されます。

　これは、高血圧以外にも、心臓の機能を良くする心不全の治療薬としても使用されます。血管が硬い状態や血液の量が多い状態が続くと、心臓はより強い力で血液を全身に押し出さなければならないため、心不全の患者さんは、更に心臓に負担がかかってしまいます。その状態が続いて心臓が弱って、心不全が悪化してしまうのを予防するためにも、②や③の降圧剤が使用されています。

　降圧剤を飲んでいるときには、血圧が下がりすぎて立ちくらみを起こすことがあるため、急に起き上がらないよう注意しましょう。

! 血圧を下げる薬　降圧剤

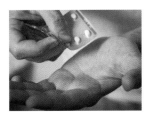

自分が飲んでいる薬はどのタイプか
チェックしてみましょう。

作　用	血管の緊張をやわらげて血圧をさげます	心臓の働きをおさえて血圧をさげます	水分（尿）の排泄を促して血圧をさげます
商品名	ペルジピン® アムロジン® レニベース® ニュータロン® など	セロケン® テノーミン® メインテート® インデラル® など	フルイトラン® アルダクトンA® ラシックス® など

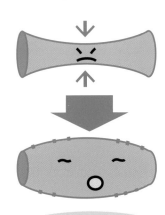

血管を広げて
血圧を下げる

1
2
3
4
5
6
7
8
9

34 血液をサラサラにする
－抗血栓薬－

　抗血栓薬は血液のかたまり（血栓）を壊し、血栓を作らないようにする薬です。抗血栓薬は、大きく３つの種類に分けられます。

　脳卒中の既往や、心房細動という不整脈がある方は、心臓に血栓ができやすくなるため、「抗凝固薬」が用いられます。この薬を継続して飲み続け、血液をサラサラに保つ必要があります。

　「抗血小板薬」と「抗凝固薬」は、脳卒中の治療や予防に使用されます。

　血栓溶解薬は、抗血栓薬の中でも強力な作用を持つ薬で、出来てしまった血栓を溶かすために使用されます。脳梗塞や心筋梗塞の治療で使用されます。

　これらの抗血栓薬を使用しているときは、出血すると血が止まりにくくなるので注意が必要です。打ち身や切り傷などを作らないよう気をつけましょう。

❗ 血液をサラサラにする薬　抗血栓薬

自分が飲んでいる薬はどのタイプか
チェックしてみましょう。

	抗血小板薬	抗凝固薬	血栓溶解薬
作用	血小板が集まるのをおさえて、血栓ができないようにします	血液を固まりにくくして、血栓ができないようにします	すでに出来た血栓を溶かします
商品名	プラビックス® プレタール® バイアスピリン® など	ワーファリン® プラザキサ® イグザレルト® エリキュース® など	アクチバシン® グルトパ® など

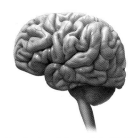

抗血小板薬・抗凝固薬

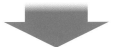

脳梗塞の予防薬

35 糖尿病治療の頼れる味方
－インスリン－

　糖尿病治療薬には、飲み薬とインスリン※注射があり、どちらも血糖をさげる効果があります。ここでは飲み薬について解説します。

　飲み薬には、①糖がつくられるのをおさえるもの、②糖の消費を促すもの、③腸での吸収をおさえるもの、④尿で糖の排泄を促すもの、⑤インスリンの放出を促すものがあります。

　インスリン注射は、直接血糖を下げる作用があり、飲み薬よりも早く効きます。

　糖尿病のタイプや症状、食事をとる時間帯や活動量にあわせて、複数の飲み薬を組み合わせるなど、色々な使い方があります。

　糖尿病の薬を飲んでいるときは、血糖が下がりすぎて低血糖（めまいなど）を起こすことがあります。飴玉などを携帯するようにしましょう。

| 用語の解説 | 【インスリン】 |

膵臓（すいぞう）から放出されるホルモン。ブドウ糖の消費を促進する作用がある（常時放出されるものと食事にて血糖が上った時に放出されるものがある）

❗ 血糖値を下げる薬　飲み薬

1. 飲んでいる薬をチェック

アクトス®		グルコバイ® ベイスン®

メトグルコ® グリコラン®	アマリール® オイグルコン®	スーグラ® フォシーガ®

2. 作用をチェック

①新しく糖が つくられるの をおさえます	⑤インスリン の放出を促し ます	④尿での糖の 排出を促しま す

②筋肉などで の血糖の消費 を促します	③腸での糖の 吸収をおさえ ます

3. これらの薬を飲んでいるときの注意

低血糖

予防に飴玉

36 息苦しい　ヒューヒューする
－気管支拡張薬－

　呼吸に関係する病気はたくさんありますが、慢性閉塞性肺疾患（COPD）やぜん息といった病気は耳にしたことがあるのではないでしょうか。

　COPDは、たばこの煙などが原因で肺の組織が壊され、呼吸しにくくなる病気です。

　ぜん息は、アレルギーなどによって気道（肺までの空気の通り道）に慢性的な炎症がある状態で、（病気で）少しの刺激で過敏に反応して、せきやたんを伴う発作を起こしてしまいます。

　これらの病気の治療には、気道を広げる薬や、炎症をおさえる薬を使用します。

　この薬が使用されているときは、呼吸の数や首まわりの筋肉をよく観察し（観察方法は71ページ）、過度に呼吸が苦しいときは、受診を検討しましょう。

❗ 呼吸を楽にする薬 気管支拡張薬

気道を広げる

気道の炎症を
抑える

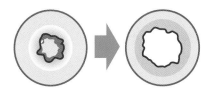

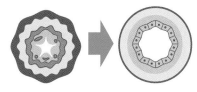

薬の例

メプチン®
ホクナリン®
テオロング®
ネオフィリン®
など

プレドニン®
フルタイト®
アレジオン®
ゼスラン®
など

入院に関するQ&A

実際に私たち医療者が、患者さんやご家族から受けた入院に関するQ&Aを紹介します。

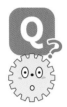

Q うちのお父さん、入院する前はお金の管理もして、一人暮らしをしていたのに、どうして入院したら点滴を抜いたり、暴れたりしてしまったのでしょうか？

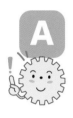

A 入院して、点滴治療や環境が変わることで、自分が置かれている状況がわからなくなり、暴れてしまうことがあります。これをせん妄といいます。入院して間もない高齢の方に起こりやすく、夕方から夜にかけて家に帰ろうと動き回ったり、点滴や尿を出す管を触ったり、自分で抜いてしまうこともあります。ご家族の顔を見ると落ちつくことも多くあります。ご家族の関わりで症状を抑えることも出来るので、可能であれば、夕方から寝る前にかけて側で見守っていただけると助かります。睡眠導入剤なども使って、夜に眠れる環境を作っていきたいと思います。

Lesson

7

プロが教える！ 安全で楽な動き方
ー離床の実際ー

Lesson

8

現場スタッフがこっそり教える
入院生活の送り方

37 離床の前の確認事項
～どんな時に離床してはいけないのか～

　離床は、入院して行う場合、在宅で療養する場合、いずれの場合も早く始めた方が効果的ですが、単に起き上がれば良いというわけではありません。

　入院中の離床は、起きる前や初めて動作をステップアップする際に、医療スタッフが必ず身体の様子を確認して、安全に実施していきます。

　在宅でも離床する前には、血圧や脈拍、痛みなど、右の基準と照らし合わせて、問題がないか確認してから行うことをお勧めします。右の表の各項目は、医療スタッフが患者さんに離床を行うかどうか立ち止まる目安です。

　離床を行っている途中でも、体調に変化がないか確認する必要があります。特に、久しぶりに離床する場合や、手術後初めて離床する場合は、体調に変化が起こりやすいため、必ず右の基準をチェックしながら離床を行いましょう。

⚠ 離床基準（チェックするポイント）

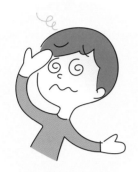

意識がボーっとする

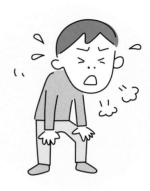

呼吸数が40回以上

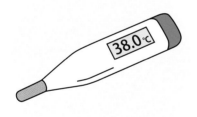

38℃以上の発熱

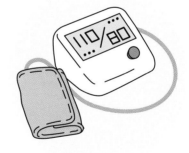

上の血圧 200 mmHg以上
または80 mmHg以下

一つでも該当する場合、
無理に動かないで、医療スタッフに相談

38 息切れしないための呼吸法
～口すぼめ呼吸、動作時の呼吸法～

　慢性閉塞性肺疾患（COPD）や、ぜん息のある方など、呼吸に問題がある場合、少し動いただけで身体の酸素が不足し、息切れが生じることがあります。

　このような息切れは、少し呼吸の仕方を変えるだけで改善することがあります。酸素が不足するため、「息を吸わなければ」と思ってしまいますが、実は「息を吐く」ことが、息切れを改善できる最大のポイントです。

　起き上がるときや立ち上がるときなど、力を入れるときほど、息を止めてしまいがちですが、必ず息を吐くように心がけましょう。

　また、気道を広げて息を吐きやすくするために、口すぼめ呼吸といって、口を少し尖らせて「フー」と吐くと効果的です。

　口すぼめ呼吸は、空気の出口を狭くすることで、途中の気道を広げ、効率よく古い胸の空気を吐き出す効果があります。

！ 動くときの呼吸の仕方

起き上がるとき

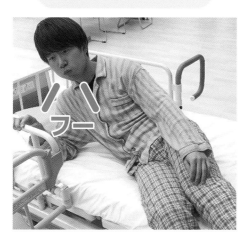

立ち上がるとき

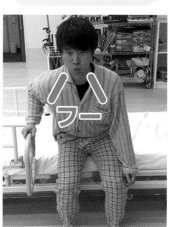

口すぼめ呼吸

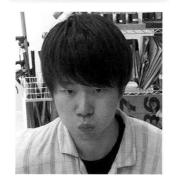

口をとがらせて「フー」いう口にして
ゆっくり息を吐く

39 まずはここから！ ベッド上で動くコツ

　離床するために、起き上がる、座る、立つという動作も大切ですが、その前に、まずベッド上で動くことから始めることが大切です。ベッド上でできるオススメの運動を3つ紹介します。

　一つ目は、足首をパタパタと上下に動かす運動で、ベッド上で頻繁に行うことをお勧めします。ふくらはぎの筋肉が収縮して、血栓（DVT）の予防に有効です。

　二つ目に、ゴムボールなどをベッドの端や壁に当てて、踵でボールを蹴る運動です。下肢の筋力トレーニングとして有効です。ボールを蹴ったときに、お尻や太ももの筋肉が収縮していることを確認しましょう。

　三つ目は腰のストレッチです。膝を立てたまま下半身だけを横に倒し、10秒くらい保持する運動を、左右とも行いましょう。腰痛の予防に有効です。

　いずれの運動も、息を止めずに、「フー」と吐きながら行いましょう。

ベッド上でできるオススメの運動

血栓予防

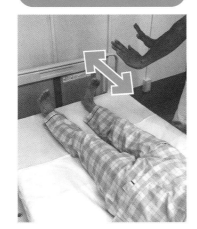

足首を上下に動かす

下肢の筋力トレーニング

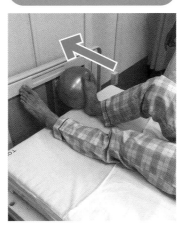

ボールを踵で蹴る

腰痛予防

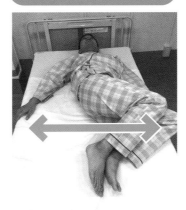

腰のストレッチ

40 痛みがあるときに 上手く起き上がるコツ

入院して離床するためには、まず起き上がる動作をする必要があります。また、食事、着替え、トイレなど生活場面でも何度も起き上がる場面がありますが、仮にお腹を切るような手術を受けると、起き上がりで腹筋が収縮するたびに激痛が起こり、苦しむことも少なくありません。

そのようなお腹が痛いときの起き上がるコツは、「腹筋を使わない」ことです。普通に起き上がろうとすると、必ず腹筋に力が入ります。そこで、寝返りをして、うつ伏せに近い姿勢となり、腕を使って背中から起き上がるようにします。

また、起き上がりと同様に、咳も腹筋が収縮するため痛みを伴います。咳をするときは、枕やクッションをお腹にあてて、軽くお腹を圧迫すると痛みが軽くなります。

痛みがあるときの起き上がり方

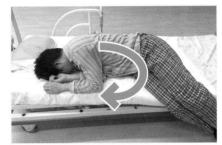 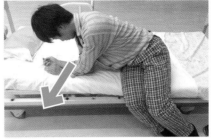

寝返りをして
うつ伏せに近い状態になる

腕の力で
起き上がる

お腹に痛みがあるときの咳の仕方

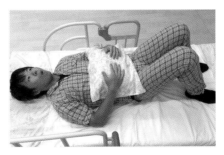

枕でお腹を
軽く圧迫する

41 動きやすい座り方と楽な座り方

皆さんは普段どのような姿勢で座っているでしょうか。

実は、座り方ひとつで、動きやすさが大きく変わります。

まずは、楽な姿勢で座ってみてください。多くの場合楽な座り方は、骨盤が後ろに倒れて、背中が少し丸い姿勢となり、脚や身体の筋肉がリラックスしている状態になるとと思います。しかし、この姿勢は、次の動作に移りにくいという欠点があります。

では、すぐに動きやすい姿勢とはどのようなものでしょうか。足を軽く手前に引き、おへそを前に出して背筋を伸ばします。すると自然に骨盤が起き上がってきます。この状態で太ももやお腹・背中の筋肉に触れてみましょう。少し張りが出ているのがわかると思います。このようにすると、椅子に座っている時から筋肉が働いているので、動き出しやすくなります。

実際に、それぞれの姿勢から立ち上がってみると、動きやすさの違いが体感できると思います。離床をする際には、背筋を伸ばした動きやすい座り方を意識することが大切です。

❗ どちらが立ち上がりやすい？

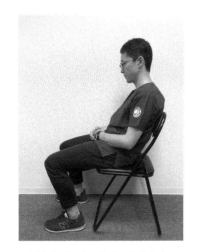

背中を丸めた座り方

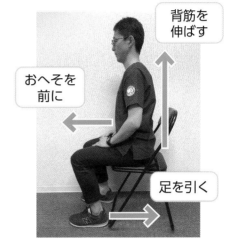

背筋を伸ばす

おへそを
前に

足を引く

背筋を伸ばして座る

立ち上がる

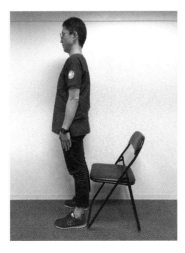

どちらが楽に立てましたか？

Answer 背筋を伸ばした方が楽に立てる

42 点滴が付いているのに起き上がっていいの？

　点滴や酸素がついていても、基本的に動くことは可能です。ただし、点滴の針には、24時間持続点滴用の柔らかい物と、点滴が終われば抜いてしまう金属製の物があります。前者は、食事やリハビリをする事で、点滴漏れすることは少ないのですが、後者は、動かすことによって、点滴が漏れて、皮膚が腫れてしまうことがありますので、注意が必要です。

　点滴漏れが起こらないように、「引っ張らない」「針が刺さっている腕をむやみに動かさない」ことです。

点滴がついている

＝

起きてはいけないわけではない

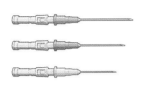 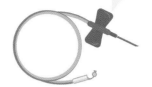

点滴漏れ
要注意

柔らかい針　　　　　　　　　　金属針

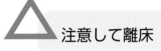

○ 離床OK　　　　　△ 注意して離床

**！　点滴がついているときに
やってはいけないこと**

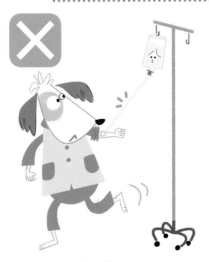 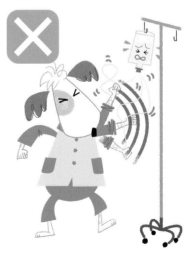

引っ張る　　　　　針が刺さっている腕を
動かす

43 押す?押さない?ナースを"イラっ"と させない上手なコールのタイミング

　入院して最も身近な存在が看護師です。ベッドには"ナースコール"があり、押せば、看護師が駆けつけてくれます。

　しかし、看護師は多忙で、多数の業務を同時進行的に行っています。不要不急の呼び出しをすると、イラっとさせてしまうこともあるかもしれません。

　例えば、「ただ話を聞いて欲しい」というのはダメです。また、食事を食べ終わっても、食器をなかなか下げに来ないことも時々あります。呼びたくなりますが、食器をさげに来られない別の仕事の対応に追われているかもしれないので、少し待ってみましょう。

　一方で、点滴が終わってボトルが空になっている場合は、すぐに呼びましょう。血液が逆流して点滴の管の中で血液が固まり、針が使えなくなります。もちろん、トイレに行きたいときは我慢する必要はありません。

！ ナースコールの？タイミング

すぐに呼ばず、少し待ったほうが良い場合

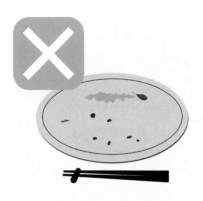

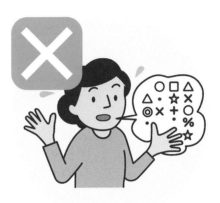

食べ終わった食器が
下げられない

話しを聞いて欲しい

すぐに呼んだほうが良い場合

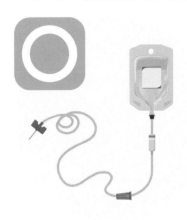

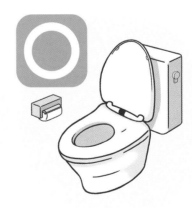

点滴が終わった

トイレに行きたい

44 「TVでクイズをみる」「売店に買い物にいく」認知症防止に効くのはどっち?

結論からいうと、売店に買い物に行くほうが良いです。

　売店に行くということは、歩いたり、車椅子を動かしたり、より身体を活発に動かします。身体を動かせば血流も促され、脳が活性化します。

　さらに、売店で買い物をすることで、商品を選ぶことや、お釣りの計算など、たくさん脳を使うため、認知症予防のトレーニングになるのです。

　一方で、テレビを見るだけでは、ベッドから離れませんので、身体の活動は不十分です。さらに、クイズ番組だとしてもテレビは一方的に情報を送り付けてくるだけなので、脳は受け身になり、あまり活性化しません。

❗ 入院中、認知症予防のために行うと良いこと

TVでクイズ番組をみる

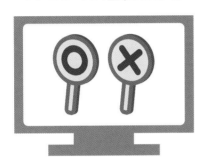

売店に買い物に行く

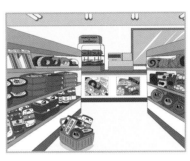

自ら考えて
動くことが良い

入院に関するQ&A

実際に私たち医療者が、患者さんやご家族から受けた入院に関するQ&Aを紹介します。

もうすぐ救急で入ったこの病院を出て、違う病院に行くといわれました。最後までこの病院にいることはできないのですか？

90歳　急性期病院 整形外科入院

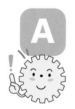

急にそのようなことをいわれると心配になりますよね。でも、同じ病院で長くみてもらうことは、国の方針などにより原則できないのが現実です。その理由は、病院は大きく分けて急性期、回復期、維持期があり、それぞれで役割が違います。当院のような急性期病院はケガをした直後の方が運ばれてくる所で、手術・点滴などの治療が終了すれば退院になります。しかし、自宅退院に向けてリハビリがもう少し必要な方には、リハビリを専門に行う回復期病院に移り、積極的にリハビリを行うのが通常です。

安全に自宅生活を送るためには、回復期病院でもう少しリハビリを続けた方がいいと思います。転院先の先生には、今までの経過を書いた手紙を送るので安心してくださいね。

Lesson
9

知らないと損する
入院中の困った・介護対策

45 セカンドオピニオンの値段と上手な頼み方

　主治医の説明を受けた際に、「どの治療を選んだらいいのかな。」「別の先生の話も聞いてみたいな。」と悩んだ時に、違う病院の先生に意見を聞けるシステムを、セカンド（2番目）オピニオン（意見）といいます。

　メリットは、主治医とは違う治療の選択肢を得ることができることや、現在の病状や治療法に間違いがないことを、再度説明を受けることで、納得して治療を受けることができることです。

　費用に関しては、保険外（全額自己負担）となり、病院によって異なるので、必ず受診する前に問い合わせをする必要があります。例として、ある大学病院では、1時間の相談で44,000円（税込）という費用がかかります。

　セカンドオピニオンを申し出ると、主治医が機嫌を損ねてしまうのでは？など気にされる方も多いと思います。

　伝え方のポイントは、
　「先生のことを信頼しているけど、いろいろな情報を自分で集めたい。」ということを伝えることです。

！ セカンドオピニオンの上手い切り出し方

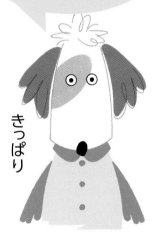

別の先生に
診てもらいます

きっぱり

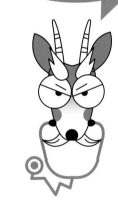

なにー！？

うまい切り出し方も
重要

46 知らないと損する社会資源
−医療費控除−

　国では医療費の家計負担が重くならないよう、医療費の負担を軽減する制度があります。それが医療費控除です。

　確定申告で申請することで、税金が控除されて還付される制度です。この医療費控除は、治療にかかった交通費（タクシー代など）も含めることができます。

　医療費控除も所得によって還付される金額は変わります。大まかな目安は年間の医療費が10万円を超えた分が控除額となり、年間収入額による所得税率をかけ合わせた額が還付されます。

　控除額は、10万円以外にも保険金などで補てんされた額もさし引かれます。

　この申請のために知っておきたいポイントが三つあります。一つは、年間の医療費は「医療費のお知らせ」の通知でわかるので、領収書の保管は不要です。二つ目に、家族の医療費も含めて申請できるので、一人で10万円を超えていなくても、家族の合計額をチェックしましょう。三つ目は、5年間は過去の分も申告できるので、申請期間を過ぎても諦めないようにしましょう。

※年間収入が200万円以下の方は計算方法が異なります。
※控除額は最高で200万円です。

❗ 医療費控除申請のポイント

医療費は
通知で確認

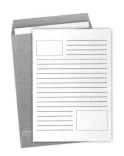

家族の医療費を
合算して申請できる

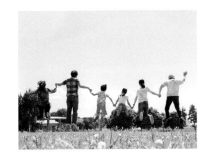

過去5年間の分を
申請できる

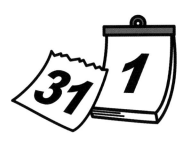

47 入院・手術の費用 いくら備えれば安心？

　入院や手術の費用は、診療報酬によって国が定めた料金を、病院が患者さんに請求しています。

　入院費用は、病気や治療内容により異なりますが、平均的に1日あたり1～2万円がかかるといわれています。

　入院・手術の費用は同じですが、個室など差額ベッドの利用や、食事、検査、リハビリの頻度よって、料金に差が出てきます。差額ベッド代は日に5,000～数万円、食事は1食あたり460円です。

　また、手術の方法や使用する薬などによって、費用は異なり、数十万円～100万円を超えるものもあります。
　入院費の中でも、手術は最も高額な費用を占めます。

　前に紹介した高額療養費制度や医療費控除も活用できますが、万が一に備える民間の医療保険に加入するかどうかの参考になります。

　民間の医療保険では、入院1日あたり1万円出れば、最低限安心といえます。

入院・手術費用の例

病　名：狭心症・急性心筋梗塞（入院日数１５日）

手術名：冠動脈バイパス術

（心臓を栄養する動脈のつまった部分を飛び越えて、血管と血管をつなぐ手術）

総額
2,600,010円

入院料
513,910円

手術料
2,000,000円

リハビリ料
65,800円

その他
20,300円
（食事、病衣レンタル代）

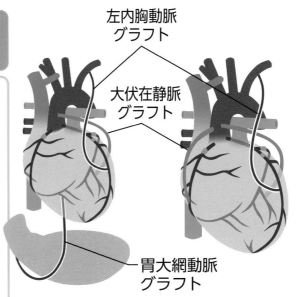

左内胸動脈
グラフト

大伏在静脈
グラフト

胃大網動脈
グラフト

自己負担額
（還付金などにより）
約15万円

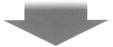

1日1万円　が保険の最低ライン

48 退院日で支払い額が変わるって本当？

　退院日で病院に支払う費用は変わりませんが、後から受けられる療養費の支給額が変わります。その制度が高額療養費制度です。

　高額療養費制度は、ある月の医療費の自己負担が所定の金額※を超えた場合、超過分は保険から還付される制度です。

　高額療養費の支給は、月の初めから終わりまでの単位で行われるため、月をまたいで治療した場合、所定の金額を超えない月の分の治療費は還付金がないため注意が必要です。

　例えば、所定金額が8万円の場合、入院総額30万でその内訳が1月入院治療費25万、2月入院治療費5万だと、2月分は8万円を超えないので全額負担となります。（総額13万の負担）

　緊急でない予定手術の場合、手術日程を月の初旬に予定し、なるべく早く離床して、同じ月に退院できるようにすることがお勧めです。

※所定の費用は、年齢・年収によって変わります。例えば、69歳以下で年収約370万円～約770万円の方は、月の医療費が80,100円を超えた分が戻ります。

❗ 高額療養費制度の落とし穴

治療費負担所定金額が8万円の場合
（1月に入院して2月に退院した場合）

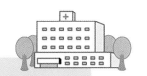

1月 入院治療費 25万円	2月 入院治療費 5万円
⬇	⬇
1月 自己負担　8万円 還　付　17万円	2月 自己負担　5万円 還　付　0円

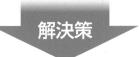

解決策

できれば同じ月に退院できるよう
病院と相談する

49 退院後の備え
介護保険のハナシ

　介護保険は、介護が必要な人に費用を給付してくれる制度です。

　40歳以上になると、加入が義務付けられています。その費用を必要な人に割り当てているのです。

　介護保険で受けられるサービスとしては、訪問介護（入浴、清潔、排泄など）、デイサービス、特別養護老人ホームなど様々なものがあります。

　サービスを受けられるのは、原則65歳以上ですが、特定疾患では40歳以上であれば受けることができます。

　サービスを受ける場合は、費用の1割（所得により2～3割の場合もあり）は自己負担となります。

　介護サービスの調整はケアマネジャーが行います。市区町村の介護保険窓口に申請後、ケアマネジャーに相談すると、希望に合わせて必要なサービスを提案してくれます。

! 介護保険とは

介護保険で受けられるサービス　例

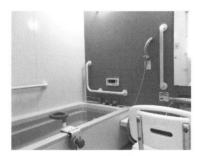

訪問介護

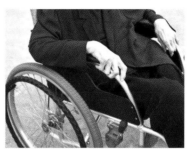

車椅子レンタル

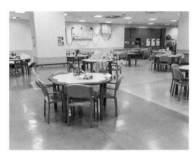

デイサービス

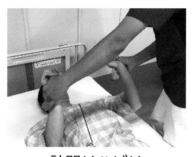

訪問リハビリ

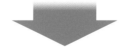

介護保険サービスを受けるポイント

・原則65歳以上
・サービスの1割は自己負担（収入により変わる）
・サービスには市区町村窓口で申請が必要
・ケアマネジャーが希望のサービスを調整してくれる

50 貯金だけではムリ！負担を分散する自助・互助・公助・共助の活用法

「老後の備えに貯えよう」とよくいわれますが、貯金だけで老後の生活資金をやりくりできる人は、それほど多くないと思います。

そこで重要となるのが、自助・互助・公助・共助という考え方です。

自助とは自らの貯蓄のことです。また、自ら検診を受け健康維持に努めることも含みます。

互助とは、家族、友人、クラブ活動など、お互いを助け合う力のことです。

共助とは、相互に負担することで、介護保険、年金、医療、社会保障制度のことです。

公助とは、自助・互助・共助でも生活が維持できない場合に、行政が支援するもので、生活保護がその代表例です。

一つの力だけでなく、これらを組み合わせて、負担を分散することが、生活を安定して長くつづけていくポイントになるのです。

退院時に知っておきたい援助

自助	互助
例：貯蓄	例：ボランティア
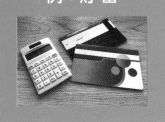	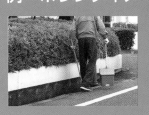

共助	公助
例：介護保険	例：生活保護
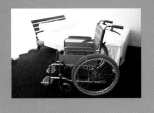	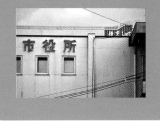

組み合わせて援助を
受けることが大事

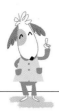

あとがき

　何年か前に、離床を担当した患者さんに言われて、強く印象に残っている言葉があります。それは、「なぜこんなに頭が痛いのに動かなければならないの?こんなに痛いのに起きろというあなたは鬼に見える」という言葉です。頭痛があれば寝ていたい。誰もが当然願うことだと思います。我々医療者もその願いは理解しています。しかし、つらい状況にあるからと寝ていたために、廃用症候群から寝たきりや自宅に帰れなくなった方を知っているために、手術や入院した直後から離床することを医療者は勧めるのです。

　医療者が促して患者さんが離床をしても不十分と私たちは考えています。理想は、患者さん自身が、寝たきりが身体に与える害を知り、必要性を理解して自ら離床することです。

　このような新しい文化を築くために、私たちはこの本以外にも、市民公開講座や通信教育を通して、地道な離床の啓発活動を行っています。実はたった十数年前には、医療者にとっても早くから離床することは当たり前ではありませんでした。それが、近年の研究や医学教育の成果により、当たり前のことになったのです。一般市民の方にもこのコンセプトが広まることで、健康寿命の改善、入院による寝たきりや健康状態の悪化を防ぐことができると確信しています。この本が、入院という難しい旅に苦しむ患者さんやその家族の、道しるべになることを願っています。

| 一般社団法人 日本離床研究会 | 日本離床学会 | 医療者の医学教育 |
| | 寝たきり予防協会 | 一般の方向けの寝たきり予防啓発 |

※寝たきり予防協会の運営母体は、一般社団法人 日本離床研究会です。

医療現場のプロが教える 世界一わかりやすい入院の教科書

発　行　日　2020年11月30日
編　　　著　曷川 元　　飯田 祥
編　集　協　力　日本離床学会
　　　　　　　　〒102-0073　東京都千代田区九段北1-2-12 プラーレルビル2F
　　　　　　　　https://www.rishou.org/#/
発　売　元　株式会社慧文社
　　　　　　　　〒174-0063　東京都板橋区前野町4-49-3
　　　　　　　　TEL：03-5392-6069　FAX：03-5392-6078
表紙デザイン　株式会社アット　原 裕子
印刷・製本・本文デザイン
　　　　　　　　日本印刷株式会社
イ ラ ス ト　株式会社アット　原 裕子　　小松 礼　　品川 幸人
クラウドファンディング支援者一覧

植野倍枝	中沢 稔	木村紫聖	谷 崇史	吉田竜一
赤崎照美	水戸聖子	櫻木 聡	藤井絵弥	篠田信暁
足立拓也	桑江 豊	原田真二	宮下美佳	磯貝友希
木下正太	鈴木一聡	黒田智也	唐澤卓馬	實 結樹
松本大輔				